Td $\frac{115}{20}$

TRAITÉ

DE

L'ICTÈRE ou JAUNISSE

DES ENFANS DE NAISSANCE.

TRAITÉ

DE

L'ICTÈRE ou JAUNISSE

DES ENFANS DE NAISSANCE;

OUVRAGE couronné en 1785 par la Faculté de Médecine de Paris.

PAR M. BAUMES,

Professeur de Pathologie et de Nosologie à l'École de Médecine de Montpellier, et ci-devant Professeur de Médecine et de Clinique de l'Université de Médecine de cette ville; ex-Président et Secrétaire perpétuel de la Société de Médecine-pratique de Montpellier; Associé de la Société de l'Ecole de Médecine de Paris; Membre de l'Académie de Médecine, de la Société départementale de Médecine, de la Société médicale d'Emulation, de la Société académique des Sciences et de la Société galvanique de Paris; des Sociétés de Médecine de Bordeaux, de Marseille, de Nancy, de Bruxelles, de Nismes; des Sociétés des Sciences de Montpellier, de Dijon, de Vaucluse, du Gard, etc. etc.

SECONDE ÉDITION.

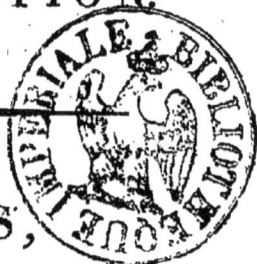

A PARIS,

Chez MÉQUIGNON l'aîné, Libraire de l'École et de la Société de Médecine, rue de l'École de Médecine, n° 3 ou 9, vis-à-vis la rue Hautefeuille.

M. DCCC. VI.

AVERTISSEMENT.

L'ancienne Faculté de Médecine de Paris avoit proposé, pour le sujet d'un prix à distribuer dans sa séance publique de l'année 1785, une question relative à la jaunisse des enfans de naissance.

J'envoyai un Mémoire au concours, et la Faculté de Médecine accorda le prix à mon travail. Trois ans après, je le fis imprimer sous ce titre : Mémoire qui a remporté le prix, au jugement de la Faculté de Médecine de Paris, le 29 décembre 1785, sur la question proposée en ces termes : *Décrire l'Ictère des nouveaux-nés, et distinguer les circonstances où cet Ictère exige les secours de l'art, et celles où il faut tout attendre de la nature*. A Nismes, chez C. Belle, etc. 1788.

Avant de livrer à l'impression mes

A

recherches sur l'ictère des nouveaux-nés, je les avois soumises à la censure de la Société royale de Médecine de Paris, à laquelle ses commissaires firent le rapport suivant, imprimé page 53 du Mémoire :

« Nous avons été nommés par la Société royale de Médecine, pour lui rendre compte d'un Mémoire sur l'*Ictère des nouveaux-nés*, par M. Baumes, Docteur en Médecine de la Faculté de Montpellier, l'un de ses associés régnicoles, ouvrage qui a été couronné par la Faculté de Médecine de Paris, en décembre 1785.

» Une des causes qui nuisent le plus au progrès de l'art de guérir, est la manière dont quelques médecins rédigent et présentent leurs ouvrages. Ils enfantent d'abord, dans le loisir du cabinet, une théorie brillante capable de séduire les esprits toujours avides de la nouveauté; ils cherchent ensuite à l'étayer par des faits, présentés avec art, et sous un jour tellement favorable, qu'ils paroissent confirmer les principes qu'ils ont établis; mais comme l'imagination aime à se faire illusion, et à donner de la réalité aux fictions qu'elle a formées, il arrive, pour l'ordinaire, que ces observations ne présentent pas toujours des conséquences bien déduites de leurs prémisses.

M. Baumes a suivi une marche toute contraire pour parvenir au but proposé, qui est de décrire l'ictère des nouveaux-nés, et de distinguer les circonstances où cet ictère exige les secours de l'art, de celles où il faut tout attendre de la nature.

Il commence son Mémoire par rapporter plusieurs observations d'ictères survenus à de nouveaux-nés, dans différentes circonstances, à l'instant de leur naissance, ou bien quelque temps après, soit que l'accouchement

eût été heureux, soit qu'il eût été
difficile, soit que ces enfans eussent tété
le lait de leurs mères, soit qu'ils eussent été livrés à des nourrices merce-
naires.

D'après les faits dont l'auteur a été
témoin, et ceux qu'il a pu recueillir
dans les différens ouvrages de pratique,
et qui servent de base au diagnostic
et au traitement, il croit pouvoir avàn-
cer que le méconium joue le plus grand
rôle dans l'étiologie de la jaunisse des
enfans, et en est une des principales
causes. Les autres sont la saburre accumulée dans le duodenum, le spasme
des conduits excréteurs de la bile, l'irritation qui provient du sang stagnant
et putréfié dans le cordon ombilical,
suivant Levret, et enfin l'obtruction
du foie.

C'est dans l'ouvrage même qu'il faut
suivre M. Baumes, exposant ces différentes causes, d'après sa propre ex-

périence et celle des auteurs qui ont écrit sur cette matière, développant les symptômes qu'elles produisent, pour en former un diagnostic certain, faisant voir que la couleur jaune et verdâtre de la peau et de la conjonctive, forme le signe pathognomonique de la maladie, et donne lieu de conclure que l'ictère est critique, lorsqu'elle foiblit à mesure que les urines et la matière de la transpiration prennent une teinte plus foncée. C'est dans cette circonstance que la nature, par un travail avantageux, dépouille la masse des humeurs de la matière bilieuse qui y étoit accumulée; c'est alors qu'il faut que le médecin sache prudemment être spectateur oisif, et ne la trouble pas par un traitement inconsidéré. Pourquoi, ajoute l'auteur, avoir recours à l'art, lorsque les moyens qu'il offre ne sont pas comparables à ceux que donne la nature? Mais ses droits deviennent incontestables, lorsque l'enfant ne doit pas téter le lait maternel, ou tirer le lait séreux et laxatif d'une nourrice nouvellement accouchée. La guérison des enfans dont l'ictère est l'effet d'un lait trop épais, de la bouillie, des huileux, d'une obstruction au foie, ne doit donc jamais être confié à la nature. Aussi M. Baumes termine-t-il son Mémoire par tracer le traitement qu'il convient de faire dans ces différentes circonstances; il est sage, méthodique, simple, comme le sont les maladies de cet âge. Il consiste à procurer des évacuations par les moyens les plus propres à cet effet, pour remplir ensuite une indication importante, celle de délivrer le foie de la bile, qui a pendant quelque temps engorgé ce viscère.

» D'après l'analyse que nous venons de présenter de l'ouvrage de M. Baumes, nous pensons que la Société royale de Médecine ne peut qu'applaudir au jugement qu'en a porté la Faculté de Médecine, qui lui a décerné le prix, et se faire honneur de joindre son suffrage à celui de cette savante Compagnie, en permettant qu'il soit imprimé sous son privilége ».

Au Louvre, ce 4 mars 1788.

Signé DE HORNE et COQUEREAU.

La Société royale de Médecine, ayant entendu, dans sa séance tenue au Louvre le 7 mars, la lecture du rapport ci-dessus, a pensé que le Mémoire dont il y est question étoit digne de son approbation, et d'être imprimé sous son privilége.

En foi de quoi j'ai signé le présent. A Paris ce 6 mars 1788.

Signé VICQ-D'AZYR, *secr. perp.*

L'édition de cet opuscule étant épuisée depuis très-long-temps, et mon libraire ayant désiré de le rééditer, je ne me suis point opposé à ses vues. Mon Mémoire reparoît donc sous le titre de *Traité de l'Ictère ou Jaunisse des en-*

A 4

fans de naissance, et avec des additions de bien peu d'importance. J'avois seulement résolu de réfuter, dans cette seconde édition, les conséquences que M. Deyeux a cru devoir tirer d'un travail sur le sang des ictériques (1), et de prouver contre cet habile chimiste, que la couleur jaune de ceux qui sont attaqués de l'ictère est véritablement occasionnée par la bile ou par les principales matières constituantes de cette humeur animale. Mais M. Clarion s'étant occupé de cette réfutation, imprimée dans le Journal qui paroît sous le nom de MM. Corvisard, etc. messidor an XIII, pages 288 et suivantes, ma tâche a été remplie; et je me suis épargné la peine de montrer,

1°. Que la bile est la couleur matérielle des ictériques;

_____

(1) *Considérations chimiques et médicales sur le sang des ictériques*, présentées et soutenues à l'Ecole de Médecine de Paris, le 30 nivôse an XII, par N. Deyeux, de Paris.

2°. Que, dans l'ictère, la bile passe dans le torrent de la circulation, et de là dans toutes les parties du corps;

3°. Que la bile, en passant dans le torrent de la circulation, éprouve, dans les divers organes où elle est portée, des changemens qui sont indépendans de l'état du foie, et qui permettent néanmoins de la reconnoître;

4°. Que la bile n'existe pas seulement répandue dans les liquides des ictériques, lorsque les canaux hépatique, cystique et cholédoque sont oblitérés, mais toutes les fois qu'il y a couleur jaune à la peau et au blanc des yeux, &c.

Telles sont les conclusions que M. Clarion (1) a tirées de ses analyses et des faits sur lesquels il les a fondées.

Je n'aurois donc plus rien à ajouter, si je n'avois à prémunir mon lecteur

---

(1) *Loco citato*, pag. 307.

contre un plagiat d'une nature particulière, et que je suis forcé, comme malgré moi, de relever, de crainte de donner quelque prise à la malveillance, toujours si pressée d'agir et de mal juger.

Il a été présenté et soutenu à l'Ecole de Médecine de Paris, le 23 messidor an XII, par François Bidault, de Parny, département de la Marne, sous la présidence de M. de Jussieu, et MM. Lassus, Pelletan, Percy, Pinel et Richard étant examinateurs, une thèse in-4°. sous le n° 259, intitulée : *Essai sur l'Ictère des nouveaux-nés.* Cette dissertation inaugurale n'est qu'une réimpression littérale de mon Mémoire couronné par la Faculté de Médecine de Paris, si on en excepte quelques lignes supprimées et quelques mots changés, le tout en très-petit nombre. L'auteur de ce plagiat mérite un autre genre de reproche. Non-seulement il ne m'a cité nulle part, mais encore il a attribué à M. Alphonse le Roy, à M. Petit-Radel et à quelques autres auteurs, des passages que ceux-ci ont trouvés dans mon opuscule ; et, dénaturant ainsi mon travail, il n'a pas craint de me montrer, puisant dans des ouvrages qui se sont enrichis de mes idées et de mes recherches, sans en indiquer la source.

J'ai tout lieu de croire que M. Bidault, en s'appropriant un de mes ouvrages, pour sujet de son dernier acte probatoire, n'a voulu que s'épargner un travail, auquel il n'avoit peut-être pas le temps de se livrer : mais une pareille excuse peut-elle le justifier ; et devoit-il s'attendre au succès, si peu mérité, qu'il obtint sans contradiction? Un élève de l'École de Médecine de Montpellier osa présenter pour sa thèse, la réimpression d'un petit Essai sur la contagion, qui avoit été publié plusieurs années auparavant; le plagiat fut tout de suite reconnu, et l'élève qui se l'étoit permis fut renvoyé. C'est ainsi qu'une Ecole de Médecine doit travailler réellement à sa réputation et à sa gloire.

TRAITÉ

DE

L'ICTÈRE ou JAUNISSE

DES NOUVEAUX-NÉS.

I.

L'ICTÈRE des nouveaux-nés est un sujet simple : la maladie qu'il constitue se rencontre assez souvent dans l'exercice de la médecine des enfans du premier âge ; et cependant les praticiens sont généralement d'accord que les auteurs ne s'en sont point occupés, et qu'à peine ils ont bien observé une affection morbide, qui néanmoins est importante, puisqu'elle peut se présenter avec des nuances, des degrés et des complications remarquables. Tout ce qui concerne les enfans de naissance, mérite en effet d'être soumis à une sage discussion. Les maladies, chez ces individus dont l'existence est si mal assurée, sont ou graves par elles-mêmes, ou dangereuses par les torts

qu'elles font à la régularité de l'organisation ;
et trop souvent la constitution et le tempéra-
ment qui en dérive s'écartent des lois données
au système animal, parce que, dans leur ori-
gine, les corps ont souffert des maux simples
qui se sont déclarés, ou des traitemens peu
méthodiques, à l'aide desquels on a cherché
à les combattre.

Pour remplir, en partie, le vide que je
viens de faire remarquer, et voulant donner
une description claire de l'ictère des nouveaux-nés, et établir une distinction entre
les circonstances où ce phénomène exige les
secours de l'art, et celles où il faut tout attendre de la nature, je présenterai d'abord un
certain nombre de faits, et, après en avoir dé-
duit des conséquences pratiques, j'aurai formé
un corps de doctrine d'après lequel on aura
une idée complète de la maladie qui fait le
sujet de ce Traité.

I I.

PREMIÈRE OBSERVATION.

Ma fille Justine vint au monde avec la
complexion, la force et le développement d'un
enfant de naissance, quoique, pendant le

cours de sa grossesse, sa mère eût essuyé une
légère jaunisse, dont la crise fut une diarrhée
bilieuse, qui, après avoir dégénéré en flux
dysentérique, ne laissa cependant aucune
suite fâcheuse. Justine ne présenta d'abord
aucun symptôme de maladie. Elle fut lavée
avec une eau de savon tiède, et pliée dans
ses langes, sans maillot. On lui donna, dans
la journée, plusieurs cuillerées de petit-lait
miellé, en attendant qu'elle pût être mise au
sein de sa mère. Douze heures après la naissance, ma fille fut lavée pour la seconde fois
avec la même eau : elle avoit évacué beaucoup de méconium, et uriné abondamment.
Le lendemain, on s'apperçut, avant le la-
vage, que toute la peau étoit jaune. Averti de
ce phénomène, j'examinai avec attention tout
ce qui pouvoit m'éclairer sur sa cause. La
couleur de la peau paroissoit prendre de plus
en plus de l'intensité ; les urines teignoient
les langes en jaune ; le méconium se vidoit
sans retard ; l'enfant étoit tranquille, et tiroit
le premier lait de sa mère ; son ventre étoit
souple, et l'on n'appercevoit pas la moindre
rénitence dans la région hypocondrique
droite. Je ne fis aucun remède, parce qu'il
n'y avoit aucune indication d'agir. La peau

resta jaune pendant trois jours ; on continua les lavages tièdes, et l'on joignit seulement les frictions sèches, qu'on fit avec un morceau de flanelle par intervalles dans la journée. Peu à peu cette couleur s'éclaircit, et la peau devint blanche et naturelle.

Un ictère, survenu vingt-quatre heures après la naissance dans un enfant sain et bien constitué, dont le méconium s'évacuoit sans peine, et dont la peau avoit été nétoyée de cet enduit visqueux qui s'y ramasse pendant le séjour dans la matrice, annonçoit indubitablement que ce phénomène étoit absolument critique. L'humeur bilieuse probablement reçue de la mère en une quantité disproportionnée avec la sécrétion qui s'en fait par le foie d'un fœtus, s'accumula dans le sang, et sortit en abondance par la peau, dès que les fonctions de cette partie eurent été décidées par l'effet des lavages et l'impression de l'air sur le corps. L'humeur de la transpiration, et l'urine nécessairement imprégnées de bile, coopérèrent, avec la sécrétion hépatique, à rétablir un juste équilibre entre les liqueurs animales ; et la jaunisse qui fut l'effet de cette dépuration, étoit une crise salutaire à la fonction du foie, et non pas une dépravation de la la couleur naturelle relative au mauvais état de ce viscère.

Cette explication dérive de tous les acci-dens détaillés dans l'observation rapportée. On voit que la guérison radicale de l'ictère s'effectua d'elle-même et promptement : à peine peut-on conjecturer qu'elle fut accélé-rée par le ton que les frictions sèches don-nèrent à la peau, et par l'augmentation de la transpiration qui dut en être une suite.

Sans doute que les lavages faits avec l'eau de savon tiède décidèrent avec plus de célé-rité le transport de la matière bilieuse à la peau. On sait que rien ne facilite mieux le cours de la transpiration insensible, que la propreté. La peau des enfans de naissance est enduite d'une crasse glutineuse que déposent sur cet organe les eaux de l'amnios ; ses pores sont bouchés par une mucosité qu'ont filtrée les cryptes cutanés, et qui n'a pu s'évacuer tant que l'enfant séjournoit dans la matrice. Aussi je ne saurois trop recommander de laver, avec quelque liquide tiède ou chaud, suivant la saison, même à plusieurs reprises, les enfans de naissance, et de les tenir le plus proprement qu'il est possible.

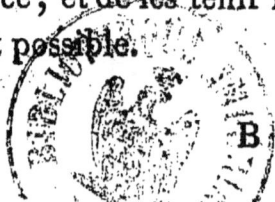

SECONDE OBSERVATION.

MADAME D......., après les souffrances d'une
grossesse assez pénible, venoit de donner le
jour à une fille bien constituée. Je ferai observer que cette dame, âgée de vingt-trois
ans, et mariée depuis quatre, avoit essuyé
quelques chagrins, et étoit douée d'une mo-
bilité qui l'exposoit à de fréquens retours
de quelques accidens spasmodiques. L'accouchement n'avoit pas été fort laborieux. La
nouveau-née avoit les conditions d'un enfant
à terme; et comme elle paroissoit en très-
bonne santé, on ne fut pas peu surpris, peu
après la ligature du cordon ombilical, dans
le temps même que la sage-femme arrangeoit
les langes, de trouver que la peau, de rou-
geâtre qu'elle étoit d'abord, avoit pris tout-
à-coup la couleur de feuille-morte. L'enfant
ne témoignoit d'ailleurs aucune souffrance.
Cependant on ne laissa pas de s'alarmer, et
de demander avec empressement du secours:
ce furent mes soins que l'on sollicita.

Pour découvrir quelle étoit la cause de cet
ictère, je m'informai de la conduite qu'on
avoit tenue envers cette enfant, et je n'y

trouvai rien à redire ; ce qui me fit penser
que la révolution qui s'étoit opérée au moment
où l'air avoit agi sur la peau et sur les pou-
mons, jointe à la gêne instantanée de la circulation, après la ligature des vaisseaux om-
bilicaux, avoit déterminé une irritation con-
sécutive du foie, ou un resserrement des pores
biliaires, d'où s'étoient ensuivis le refoulement de la bile et la jaunisse. Cette cause
du phénomène apparent n'étoit pas capable
d'inquiéter. Je conseillai néanmoins de hâter
l'évacuation du méconium par des lavemens
d'hydromel, de laver et de frictionner la
peau ; enfin, de mettre au plutôt l'enfant au
sein de sa mère, qui vouloit nourrir. Vingt-
quatre heures après, la peau fut quasi dans
son état naturel, et l'on cessa tous les moyens
recommandés d'abord pour le traitement de
cet ictère.

Ce qui doit empêcher d'attribuer la cause
de la jaunisse dont fut attaqué l'enfant de
cette seconde observation, à la même cause
que j'ai désignée pour le sujet du premier
exemple, c'est l'apparition subite du phénomène, et sa disparition presqu'aussi impré-
vue. Au lieu qu'en supposant que le nouvel
ordre introduit dans le cours de la circula-

tion, lorsque l'enfant respira, et que son
cordon fut lié, décida dans le foie une irritation locale qui fit refluer la bile, on conçoit
que l'ictère dut paroître presque tout-à-coup,
et se dissiper de même, lorsque l'humeur bilieuse n'éprouva plus d'obstacle du côté de
son issue naturelle. L'opinion de M. Levret,
sur ce point, est connue. Cet observateur
pensoit que la jaunisse, si commune aux enfans de naissance, provenoit souvent de l'engorgement du foie à la suite de la ligature du
cordon ombilical. En outre, si l'on fait réflexion que dans les enfans qui viennent de
naître, l'espace qu'il y a du sternum au bassin
est environ le tiers de la longueur de tout leur
corps, et que par la situation de la colonne
épinière, qui est presque rectiligne, par la
position du diaphragme qui est presque plane,
par l'état des côtes qui sont plus renversées
en dehors, par le peu de profondeur du bassin, la région moyenne du bas-ventre jouit
seule de l'excès de capacité qu'on remarque
dans l'abdomen des enfans de naissance ; si
l'on considère que c'est par conséquent dans
la région moyenne que se trouvent presqu'en-
tassés tous les viscères du bas-ventre, et que,
de tous ces viscères, le foie est le plus impor-

tant, parce que ce viscère est incomparable-
ment plus gros dans l'enfant qui naît que dans
l'adulte, ou du moins parce que le foie est
presque du même poids dans l'enfance et l'âge
adulte : on verra qu'aussi-tôt après la naissance, le foie doit être plus comprimé qu'aucune partie lors de l'agrandissement de la
poitrine, et que les maladies dépendantes de
ce viscère, doivent être respectivement plus
communes. On peut juger encore de l'effet
qui peut résulter d'une forte action du foie
dans l'économie animale de l'enfance, par la
fréquence des éruptions cutanées à cet âge ;
éruptions dont la source, souvent méconnue,
est pour l'ordinaire dans le foie, ou dans l'humeur sécrétée par cet organe.

TROISIÈME OBSERVATION.

LA femme Menteine venoit d'accoucher
d'un garçon très-vigoureux, après un travail
long et pénible, uniquement causé par la
grosseur du fœtus. L'état de cet enfant annonçoit la santé la plus parfaite ; cependant,
au bout de quarante heures, il n'étoit encore
sorti qu'une très-petite quantité de méconium, pour l'expulsion de laquelle l'enfant

avoit fait des efforts considérables. Le cours
des urines étoit libre, et toutes les fonctions
paroissoient d'ailleurs s'exécuter au mieux.
Le quatrième jour après la naissance, la
masse du méconium évacuée étoit encore ré-
duite à très-peu de chose : l'enfant avoit des
angoisses ; il vomissoit facilement ; il tetoit
peu, et la couleur de ses urines, celle de ses
yeux et de sa peau, prenoient une teinte jaunâtre. L'ictère fut le symptôme qui fit le plus
de progrès ; et pour combattre cette fâcheuse
maladie, on se décida à faire venir un chirurgien, qui, n'ayant prononcé rien de satisfai-
sant sur ce cas, fut écónduit, et je fus appelé.
Le méconium retenu, les symptômes qui en
étoient la suite, et l'heureuse complexion du
malade, me firent augurer que cet excrément
devoit pécher par un excès de ténacité, et que
l'ictère étoit l'effet de l'amas de cette matière
excrémentitielle dans les intestins, sur-tout
dans le duodenum. Je prescrivis des lavemens
avec une eau de savon, et j'ordonnai d'administrer, par intervalles, une cuillerée d'une
infusion aqueuse de rhubarbe, dans laquelle
on avoit fondu de la manne. Le lait de la
mère faisoit toute la nourriture. Ces moyens,
aidés par des frictions douces sur tout le bas-

ventre, entraînèrent insensiblement des gran-
des quantités d'un méconium très-poisseux et
noirâtre, verd ou d'un jaune foncé : tous les
accidens morbides cédèrent peu à peu ; et il
ne fallut, pour emporter radicalement les
restes ictériques, que donner, pendant quelques matins de suite, un peu de sirop de chicorée à la rhubarbe.

QUATRIÈME OBSERVATION.

L'ÉPOUSE de monsieur B. P. D. R. accoucha,
au commencement de 1784, d'un premier
fils, dont l'état foible, la petitesse et la mai-
greur n'annonçoient pas qu'on pût long-
temps prolonger des jours que les secours de
l'art ont pourtant conservés. Cet enfant,
porté par une mère de vingt-deux ans, sujette
à des fleurs-blanches âcres et abondantes, et
menacée à chaque mois d'avortement, qu'on
n'avoit prévenu que par de copieuses et de
fréquentes saignées, étoit né avec toutes les
marques d'un grand dépérissement. Sa peau
sèche, ridée, chagrinée ; des membres grêles,
un ventre déprimé, étoient réunis avec un
aspect hideux. La couleur de la peau étoit
d'un jaune verd foncé. L'enfant étoit venu à

B 4

terme, après un travail de quinze jours, à
dater du moment des premières souffrances,
de l'évacuation des eaux et de la perte uté-
rine. On lui présenta le sein, et il ne fit pas
le moindre mouvement des lèvres pour le
prendre ; à peine avoit-il la force d'avaler un
mélange d'eau, de vin et de sucre qu'on lui
donnoit par intervalles à petites cuillerées.
Quarante-huit heures après la naissance, l'enfant n'avoit évacué encore qu'une très-petite
quantité d'urine ; la couleur de la peau se
rembrunissoit toujours davantage. Je proposai pour lors, 1°. d'oindre toute l'habitude
du corps avec de l'huile d'amandes douces ;
2°. de donner par cuillerées du bouillon de
viande ; 3°. d'administrer des lavemens faits
avec une décoction de chiendent, un peu de
savon et de bon vin rouge. Le premier lavement évacua un peu de méconium noirâtre et
visqueux, et l'enfant parut avaler ce qu'on
lui donnoit avec plus de facilité. Ce lavement
fut répété le soir avec le même succès. Le
lendemain, il paroissoit y avoir moins de foiblesse. On donna dans la journée, par cuillerées, une mixture faite avec l'eau de fleurs
d'orange, le sirop de chicorée composé, et
l'huile d'amandes douces : l'effet en fut se-

condé par deux lavemens. Le petit malade
alla mieux. Ce traitement fut continué pendant neuf jours, au bout desquels l'enfant
prit le sein de sa mère. Alors on se contenta
du lait pour toute nourriture, et l'on ne re-
tint des remèdes prescrits, que les lavemens,
dont on fit usage pendant quinze jours. C'est
à l'aide des évacuations qu'ils procuroient,
et au moyen de la force qu'ils donnoient aux
intestins, que cet enfant digéroit et évacuoit
les produits de la digestion, que sa peau se
dépouilloit de cette couleur verdâtre qui la
déparoit; en un mot, qu'il prenoit, par pro-
gression, ce développement qui annonçoit la
nutrition des parties. En effet, l'enfant se for-
tifia de plus en plus, et fut en état, au quatrième mois, d'être confié à une nourrice mercenaire. Il a fait ses dents sans orage; il a été
sevré; il vit, et paroît aujourd'hui d'une assez
bonne constitution.

Cette quatrième observation, ainsi que la
précédente, fournissent des cas d'ictère produit par le méconium; cet excrément lai-
teux dans lequel la bile se trouve déjà comme
dans la matière stercorale des adultes. Le
méconium a été réputé comme la cause la
plus commune des jaunisses qui attaquent les

nouveaux-nés, et cette opinion me paroît
fondée sur l'expérience. Mais cet excrément
agit-il en qualité d'emplastique, c'est-à-dire,
obstrue-t-il le canal excrétoire du foie, et
s'oppose-t-il ainsi à la décharge de la bile
dans le duodenum, ou lorsque le méçonium
n'est point évacué, et que l'action intestinale
est déjà excitée, se fait-il une résorption de
l'humeur la plus tenue, la plus fluide, la
plus jaune de cet excrément? Ces deux effets
peuvent avoir lieu également; du moins il
me paroît que, dans l'observation troisième,
l'ictère fut déterminé par le méconium, qui,
péchant par trop de consistance, avoit englué
le canal cholédoque, ou bien avoit bouché
son issue dans le duodenum que cet excrément engouoit. Dans l'observation quatrième,
au contraire, tout annonce qu'il y eut réellement absorption du méconium ; l'enfant ne
rendit qu'une très-petite quantité de cet excrément, et le marasme dans lequel il naquit,
prouve bien clairement que le défaut de nutrition avoit donné lieu au repompement de
la matière intestinale.

Lorsque l'action qu'exercent les vaisseaux
lymphatiques est connue, et lorsqu'on n'ignore
pas que les veines lactées sont des vaisseaux

du même ordre, une pareille explication ne peut être contestée.

CINQUIÈME OBSERVATION.

Marie Bory accoucha, le 16 juillet 1778, d'un enfant sain et bien conformé. Il fut emmaillotté en la forme commune ; et une amie de l'accouchée, qui nourrissoit un enfant de quinze mois, donna le premier lait au nouveau-né, suivant un usage scrupuleusement observé dans la classe du peuple. Au bout de vingt-quatre heures, cet enfant n'avoit évacué qu'un peu de méconium ; il avoit abondamment uriné, et commençoit déjà à témoigner, par ses cris, les tourmens dont il étoit la proie. On lui donna de l'eau de fleurs d'orange sucrée. Le second jour, les déjections ne furent guère plus copieuses, et l'enfant souffrant davantage, on eut recours à l'huile d'amandes douces. Mêmes cris ; aussi peu d'évacuations alvines ; moins de desirs pour téter. Le troisième jour, rien n'étoit changé, et les accidens étoient plus fâcheux. Le petit malade vomissoit du lait cailleboté, de petites concrétions caséeuses. Sa peau et le blanc des yeux avoient pris une couleur

jaunâtre; les urines teignoient les langes de
même couleur. Je fus appelé; et dès que tout
fut bien examiné, je fis délanger l'enfant, et
le laissai sans maillot. J'ordonnai ensuite des
lavemens d'eau tenant un peu de savon en
dissolution, et l'usage d'une mixture compo-
sée de deux onces de sirop de fleurs de pêcher,
de huit grains de rhubarbe en poudre, et de
quatre onces d'eau de mauve. On devoit ajouter à ces médicamens des fomentations émollientes sur le bas-ventre, qui étoit un peu
bouffe, et le lait maternel pour toute nourriture. Ces moyens, continués pendant trois
jours, eurent un plein succès; le ventre s'ou-
vrit, et il déposa successivement des matières
poisseuses noirâtres, du lait mal digéré, de
petites masses laiteuses concrètes; enfin, de
la bile fluide. Le ventre s'assouplit; les cris
furent appaisés, la peau se nétoya, et huit
jours après il ne restoit plus le moindre indice
de maladie.

Plusieurs erreurs diététiques faillirent coû-
ter la vie au sujet dont il est parlé dans cette
observation. A peine eut-il vu le jour, qu'on
s'empressa de lui donner un lait de quinze
mois, parce que le préjugé, ce tyran de tous
les états, veut que le premier lait qui monte

au sein de l'accouchée soit meurtrier pour le
nourrisson. Ce lait, trop abondant en parties
caséeuses, pesa sur un estomac foible et déli-
cat. Peut-être que, par son propre poids, il
se seroit précipité dans les entrailles, pour
être ensuite promptement évacué par les
selles, si le méconium, dont les intestins
étoient remplis, n'y avoit opposé un obstacle insurmontable. Ce lait se borna donc à
fatiguer des organes délicats; il causa une
plénitude du duodenum; il obstrua les couloirs; il ferma les excrétoires par l'irritation
qui en fut une conséquence. Aussi, non-seulement la bile ne coula pas dans les intestins,
mais le foie étant engorgé par une bile sura-
bondante, et ce viscère étant de plus pressé,
d'un côté par l'estomac et les intestins disten-
dus, de l'autre par la force comprimante du
maillot, la bile fut obligée de refluer et de
sortir hors de ses voies. On ne pouvoit remédier à ces désordres, ni par l'eau de fleurs
d'orange, dont l'action stomachique et cor-
diale n'étoit point ici indiquée, ni par l'huile
d'amandes douces, dont la qualité relâchante
et emplastique ne pouvoit convenir. L'eau de
savon, la mixture fortement purgative, les
fomentations émollientes, et sur-tout le lait

séreux de la mère, devoient avoir un effet
complet, parce qu'il s'agissoit d'inciser une
matière excrémenteuse tenace, telle que l'est
le méconium qui a long-temps séjourné, qu'il
falloit attaquer des masses laiteuses coagulées,
déblayer tous les intestins , et en réveiller
l'action tonique affoiblie par la distension.
Après cette opération, le lait maternel étoit
lui seul le préservatif et le remède.

L'événement de cette observation cinquième, confirme quelques-uns des préceptes
qu'on a donnés sur la conduite des nouveaux-
nés. On y voit les dangers qu'il y a d'alimen-
ter trop tôt l'enfant de naissance, et avant
qu'il se soit délivré de la plus grande partie
de son méconium : précepte qui regarde sur-
tout les enfans-trouvés. On y voit les risques
que l'on court à préférer au lait séreux et
un peu âcre de la mère, le lait plus ou
moins consistant d'une nourrice étrangère.
On peut y voir encore les inconvéniens du
maillot, parce que toute compression extérieure peut causer ou entretenir les lésions
des organes, ou les dérangemens de leurs
fonctions.

SIXIÈME OBSERVATION.

MADAME de CH..... confia sa fille, qui
venoit de voir le jour, à une nourrice de
vingt-neuf ans, robuste, et dont le lait avoit
neuf mois. La nouveau-née avoit toute la vi-
gueur d'un enfant de naissance. Son méconium s'évacua dans les trois premiers jours,
à la faveur d'une eau sucrée dont on l'a-
breuva pendant vingt-quatre heures. Cependant, dès le cinquième jour, le ventre étoit
fermé, et peu à peu la couleur jaune des
yeux, de la transpiration, des urines et de
la peau, déclara un ictère confirmé. La petite
malade se dégoûta, éprouva des coliques,
et son ventre se tendit. Tel étoit l'état des
choses, lorsqu'on chercha les moyens d'y
remédier. Mon avis fut de donner à cette
enfant le lait d'une femme nouvellement
délivrée. Le hasard en présenta une qui
avoit accouché la veille d'un enfant à terme,
mais mort. Sans autres moyens, la malade
recouvra dans peu une santé parfaite.

S'il y avoit lieu de douter que, dans l'exemple
rapporté dans l'observation cinquième, le lait
trop consistant a été la principale cause de

la jaunisse, on verroit très-clairement qu'il faut attribuer à cette seule cause l'ictère dont fut attaqué l'enfant qui fait le sujet de la sixième observation. Un lait d'une consistance disproportionnée, surchargea bientôt les premières voies, engoua tous les viscères, arrêta le cours de la bile, et donna lieu à son reflux et à son épanchement dans le tissu cellulaire : ce n'est d'abord qu'une simple stagnation des liquides dans le foie; mais dans peu leur dépravation, effet du croupissement, suscite une irritation plus ou moins vive qui peut occasionner l'inflammation, et successivement un abcès dont les convulsions et la mort sont l'effet ordinaire. La malade de l'observation précédente n'éprouva pas ce malheur par la précaution qu'on eut de remplacer le vieux lait par celui que la nature destine au nouveau – né. Sans cette attention il eût été peut-être très-difficile d'arracher une victime au trépas, et d'épargner des regrets superflus à la mère qui, pour étouffer son lait, contre le gré de la nature, avoit sacrifié son enfant en exposant sa propre vie.

SEPTIÈME

SEPTIÈME OBSERVATION (1).

L'ENFANT d'un bon paysan naquit avec tous les dehors d'une heureuse complexion, d'une mère bien conformée, bien constituée, et se trouvant alors dans sa vingt-sixième année. Une vieille belle-mère, aussi ignorante qu'entêtée, s'empara aussi-tôt du nouveau-né; et avec la prétention ridicule qu'elle avoit donné beaucoup d'huile d'amandes douces aux onze enfans qu'elle avoit eus (et dont elle n'avoit sauvé que deux), elle voulut absolument en gorger son petit-fils, pour le débarrasser plus promptement de son méconium, et lui donner le temps d'attendre que le premier lait de sa mère, ce lait contre lequel déposoient une couleur jaunâtre et une consistance aqueuse, pût être trait et rejeté. Personne ne s'opposa aux impérieuses volontés de cette belle-mère, qui se chargea elle-même de l'emploi, donna toutes les heures un peu d'huile d'amandes douces à sa victime, et ne songea à s'arrêter que lorsqu'une conduite aussi folle eut produit une

_____

(1) Communiquée par M. S........., chirurgien-accoucheur à L......

C

foule d'accidens. Les plus notables de ces accidens furent des coliques cruelles, la constipation, l'ictère, l'insomnie et des convulsions. M. S..... fut appelé; et dès qu'il fut
instruit de l'insigne abus qu'on avoit fait
de l'huile, quand il sut que l'enfant n'avoit
pris pour tout aliment, pendant plus de trente-
six heures, que de l'huile, cet habile accoucheur vit bien que les entrailles de ce foible
individu avoient perdu leur ton, et qu'elles
n'avoient pu se débarrasser du poids des matières fécales. Le méconium et l'huile don-
née avec excès, ayant formé un corps d'une
consistance poisseuse, il étoit difficile de
l'expulser, sur-tout au moment où tous les
symptômes manifestoient une irritation vio-
lente. M. S..... proposa les bains, et on ne
voulut jamais y consentir; il conseilla les
lavemens, et il eut beaucoup de peine à les
faire adopter. On fut moins scrupuleux pour
les remèdes internes. M. S..... fit dissoudre
quelques grains de carbonate de potasse (sel
de tartre), dans quelques onces d'eau, et
l'on y joignit le sirop de fleurs de pêcher à
forte dose. Il fit donner à l'enfant le lait de
sa mère, à laquelle on faisoit boire en même
temps une décoction de chiendent, rendue

anti-spasmodique au moyen de l'infusion
de quelques plantes douées de cette qualité.
Ces moyens agirent lentement, mais ils eurent
du succès. Cependant la constitution de l'enfant se déprava considérablement ; sa denti-
tion fut orageuse, et tout annonce qu'il est
menacé d'une affection scrophuleuse ou raki-
tique. L'enfant est aujourd'hui à la fin de
sa quatrième année (1).

Combien d'enfans qui échapperoient à la
faux du trépas, ou conserveroient leur constitution originelle, qui sucombent à bonne-
heure, ou traînent des jours languissans,
par les soins mal-entendus qu'on leur a donnés au sortir du sein de leurs mères ! Dans
cette septième observation, on trouve les fâcheux résultats de l'abus des huileux chez
les enfans de naissance, et cet abus n'est
que trop commun. Il ne faudroit peut-être
jamais se lasser de le redire. Le meilleur
remède pour un enfant qui voit le jour, est
ce lait jaunâtre et séreux que contiennent
les mamelles quelques heures après l'accou-

_____

(1) Mon éloignement du lieu dans lequel cette
observation a été faite, m'a empêché d'en connoître
les résultats.

chement; et par malheur, ce qui fait la vertu
de ce fluide, est ce qui en assure la proscrip-
tion chez une grande partie du peuple, souvent dupe de ses coutumes et de ses opinions.
Eh! le moyen que les maux qui découlent
de cette source finissent, lorsque tant de sages-
femmes sont, sur cet objet, dans une profonde
ignorance, ou dans une extrême indifférence!
Il semble que leurs fonctions se bornent à rece-
voir l'enfant qui naît, et non à prendre soin
de sa frêle existence, à le garantir de ces
pratiques meurtrières, trop répandues parmi
les citoyens de la classe la moins éclairée de
la société. Les sages-femmes peuvent faire
plus de bien que les médecins ou les chirurgiens; et ce n'est que par leur instruction
qu'on peut parvenir à faire connoître à tant
de mères de famille leur véritable et plus cher
intérêt.

L'usage de l'huile pour les nouveaux-nés
est plus digne de blâme que d'encouragement,
parce qu'il est peu de cas où ce moyen soit
véritablement avantageux. A sa naissance,
l'enfant réclame des soins bien entendus; et
lorsqu'il faut se borner à épier chez lui ce
qu'on appelle les mouvemens de la nature,
par quelle fatalité cherche-t-on si souvent

à la prévenir, ou à la contrarier ! L'huile
fait, pour l'ordinaire, l'office d'une substance
indissoluble qui pèse sur l'estomac, en énerve
les fibres, en relâche le tissu, et nuit à la
digestion, à l'expulsion du méconium contenu dans les intestins. D'ailleurs, l'huile
peut-elle être le dissolvant d'une substance
qui n'est que bilieuse et laiteuse ? Les chi-
mistes qui ont travaillé sur le méconium,
savent bien que cela n'est point; et les praticiens ont vu de tout temps qu'il ne faut jamais
débiliter, sans raison, des viscères qui deman-
deroient, au contraire, un surcroît d'énergie
à l'instant où une évacuation devient aussi
importante qu'indispensable.

HUITIÈME OBSERVATION (1).

UNE bonne villageoise venoit d'être mère
d'un premier fils, lorsque plusieurs commères
décidèrent qu'il falloit lui donner de temps
en temps quelques cuillerées de vin, préten-
dant qu'il n'en seroit que plus robuste, qu'il
en téteroit mieux, n'auroit point de coliques,
le fléau de l'enfance, et qu'il évacueroit plu-

---

(1) Communiquée par M. V....., chirurgien à L...?

tôt l'excrément dont il devoit se débarrasser.
Le conseil l'exigeoit, et si-tôt on se procura
de bon vin, on y ajouta du sucre, on le fit
chauffer, et on en abreuva par intervalles
le nouveau-né, pendant les premières vingt-
quatre heures qui suivirent sa naissance.
L'enfant se vida beaucoup pendant cette
journée. Mais le lendemain il fut constipé;
ce qui obligea à doubler la dose de vin, sans
que le moyen répondît à l'attente. L'enfant
tétoit librement et avec plaisir; mais la digestion paroissoit laborieuse, le ventre se
météorisoit légèrement, l'enfant rendoit beaucoup de vents, avec des cris aigus, et de
temps en temps il vomissoit du lait tranché.
Ces symptômes allèrent en augmentant; on
s'apperçut que la quantité d'urine diminuoit,
et que la blancheur de l'œil, celle de la peau
ternissoit et jaunissoit d'une manière sensible. L'enfant étoit à son cinquième jour.
On fit encore peu de compte des accidens
qu'il éprouvoit, parce que l'enfant tétoit
encore bien. Cependant l'ictère fit des progrès remarquables, le sommeil diminuoit de
plus en plus; la fièvre, marquée sur-tout
par la chaleur du corps, par la sécheresse
de la bouche, par la paucité des urines,

par l'insomnie, par la constipation, par un
son plaintif, etc., se mit de la partie. Le
malade maigrit à vue d'œil; la couleur jaune
de la peau prit une nuance verdâtre, et enfin la couleur de la suie; une diarrhée col-
liquative fit place à la constipation : l'enfant
se fondit, et mourut à la fin de la troisième
semaine.

Le vin est un excellent remède pour les
enfans; et l'on s'est convaincu qu'en l'administrant avec prudence, et coupé avec
deux ou trois parties d'eau, il fortifioit les
premières voies et facilitoit la digestion. *Har-
ris* a été jusqu'à dire que le vin est le meilleur
des médicamens pour un estomac débile,
languissant et surchargé de saburre, et que
ceux qui sont émaciés doivent le préférer
au lait d'ânesse. Mais ces éloges ne concernent
point l'usage, à plus forte raison l'abus du
vin pur, donné sur-tout pour aliment, pour
boisson et pour remède à un enfant de naissance. M. *Raulin* assure que le vin adminis-
tré de cette manière, a souvent décidé la
jaunisse chez les nouveaux - nés, et dans
l'observation qu'on vient de lire, on ne
peut guère se refuser à croire que la mort
et tous les accidens qui la procurèrent, furent

C 4

l'effet de l'abus révoltant qu'on fit du vin.
Cette liqueur opéra, sans doute, en racor-
nissant les membranes intestinales, en des-
séchant les excrétoires, après avoir occasionné, en portant trop loin l'énergie du
pouvoir absorbant, le repompement de la
partie la plus fluide de l'excrément contenu
dans les premières voies.

NEUVIÈME OBSERVATION.

Un enfant de sept jours souffroit horrible-
ment des tranchées depuis sa naissance; son
ventre étoit dévoyé, et la couleur des selles
liquides étoit très-verte. La nuit du septième
jour fut mauvaise, l'enfant ne cessa de crier;
et le lendemain matin on fut très-surpris de
le trouver avec une couleur jaune. Ce nouvel accident fit demander le médecin. Les
perquisitions que je fis, me mirent à même
de juger que la cause de cet ictère étoit un
étranglement spasmodique du conduit excrétoire du foie, procuré par l'irritation qu'avoit
occasionné, sur les membranes des intestins,
la matière âcre et dégénérée des selles. Pour
y porter secours, j'employai des lavemens
avec une décoction de mauve, dans laquelle

on étendit cinq grains de camphre, dissous
dans un peu de liqueur minérale anodine
d'Hoffman, et je prescrivis de trois en trois
heures quelques grains de poudre de guttète,
anti-spasmodique efficace, lorsqu'il y a des
acides dans les premières voies. Le lendemain matin il n'y avoit pas beaucoup d'amé-
lioration ; et ce fut alors que je proposai de
plonger le petit malade dans un bain tiède.
Ce conseil parut étrange, et il fut d'abord
rejeté ; mais voyant que le soir les choses
n'étoient pas en meilleur état, on se décida
pour le bain, dont la durée fut de six mi-
nutes. La nuit suivante fut assez bonne ;
l'enfant avoit beaucoup uriné, et les déjections, qui pareillement avoient été copieuses,
étoient à peine verdâtres. On donna un second
bain le troisième jour du traitement, avec
un lavement camphré, et l'on donna trois
doses de poudre de guttète. Le quatrième jour
l'enfant parut absolument guéri, et l'on dis-
continua les remèdes indiqués, hors la poudre
de guttète. En effet, la bile coula, le ventre
resta libre, et la peau se nétoya. Il est bon
d'observer que, durant les souffrances de ce
petit malade, la mère nourrice prit matin et
soir une dose de petit-lait, dans lequel on

étendoit quelques gouttes d'une forte solution de carbonate de potasse dans l'eau, et une cuillerée de sirop de fleurs d'oranges, et que, dans la journée, elle buvoit abondamment d'eau de veau dans laquelle avoient infusé des sommités fleuries de caille-lait.

La mère de l'enfant qui fait le sujet de cette neuvième observation, avoit un peu abusé des liqueurs dans le cours de sa grossesse, sous prétexte de remédier à quelques angoisses précordiales ou maux de cœur, qui étoient une suite de son état, et qu'elle auroit pu combattre avec un bon régime, et des secours bien opposés. N'est-ce pas de cet abus qu'on peut dériver la cause de l'ictère spasmodique dont l'enfant fut attaqué, après avoir éprouvé pendant plusieurs jours les souffrances que suscitent des matières âcres? Au moins le caractère du mal n'étoit pas équivoque. On sait que les acides sont, de tous les âcres, ceux qui irritent le plus puissamment le conduit cholédoque; et par la diarrhée verte avec les tranchées qui l'accompagnoient, on ne peut pas douter que, dans l'enfant qui donne lieu à ces réflexions, il n'y eût un amas de matières acides dans les premières voies.

Le spasme des conduits biliaires peut-il pro-

duire l'ictère? S'il faut en croire M. *Crop* (1),
la chose ne sauroit avoir lieu, parce que ces
parties sont privées de fibres musculaires.
Mais cette assertion est très-probablement erro-
née, et appuyée sur une base foible; car ne
peut-on pas avancer qu'il existe peut-être beaucoup plus de fibres musculaires, que l'anato-
mie ne nous en fait découvrir? On se voit du
moins forcé de convenir que nous n'avons pas
une connoissance exacte sur les bornes que la
nature a mises aux muscles, et que des parties
qui ne présentent point à l'œil des faisceaux
charnus, ni la couleur rouge, sont contrac-
tiles dans un grand nombre d'animaux; que,
d'ailleurs, dans les sujets foibles de notre
espèce, on trouve des portions musculaires qui,
comparées aux mêmes parties chez les hommes
forts, n'ont qu'une apparence cellulaire ou
membraneuse. Sheldon, célèbre Anatomiste
anglais, a vu très-distinctement des fibres
charnues dans le canal thorachique d'un che-
val. Mais, en démontrant que les conduits
biliaires sont absolument privés de fibres musculaires, le sentiment de M. *Crop* n'en seroit
guère plus soutenable. Le spasme qui n'est

---

(1) An essay on the jaundice, etc.

qu'une augmentation vicieuse absolue des forces toniques, est propre aux organes dont la structure n'est point musculaire, tandis que la contractilité est le seul apanage du muscle. En outre, *Olaus Borrichius* et *Fanton* ont observé un mouvement sensible et péristaltique dans les conduits biliaires de pigeons vivans (et il est à remarquer que ces conduits n'ont point de fibres musculaires); le même mouvement peut avoir lieu dans le canal cholédoque de l'homme, ainsi qu'il est prouvé démonstrativement par une observation de *Meekren*, sur une invagination qui se forma dans ce canal, à la suite d'une colique hépatique. Tout cela annonce, d'une manière très-complète, qu'il est des parties non-musculaires (si toutefois cela peut être déterminé) où le mouvement tonique peut s'accroître jusqu'à devenir un mouvement sensible et péristaltique.

Si on pouvoit douter encore, d'après ce que je viens de dire, qu'il y eût des jaunisses spasmodiques, je renverrois mon lecteur aux observations et aux raisonnemens que M. *Brunning* a consignés dans sa dissertation, *de ictero spasmodico infantum; Essendiæ*, 1772.

DIXIÈME OBSERVATION.

Catherine Blasse devint enceinte après une dysenterie de quatre ans, compliquée de jaunisse et d'enflures aux jambes. A l'ictère et à l'édématie des extrémités inférieures près, cette femme, âgée de 32 ans, se porta assez bien pendant le cours de sa grossesse (c'étoit la quatrième); mais elle n'avoit pas conservé d'enfans. Sur la fin de cette grossesse, la peau, les yeux, les urines étoient devenues plus jaunes; les selles étoient tantôt brunes, tantôt grisâtres, et rarement de couleur rousse. Les tégumens de la région lombaire, et de tout l'hypocondre droit, étoient infiltrés, quoique jusqu'au moment de sa délivrance, cette femme eût mené une vie fort active. Son accouchement fut heureux, et il en provint un garçon de moyenne corpulence, mais dont le ventre étoit encore plus volumineux qu'il ne l'est d'ordinaire aux enfans qui naissent. L'hypocondre droit étoit sur-tout inégalement prominent et dur, la conjonctive et la peau étoient sensiblement jaunes. L'enfant n'avoit d'ailleurs rien d'édématié. M. M...... Chirurgien, fut d'abord appelé. Il jugea que l'ictère de cet enfant étoit un mal héréditaire, et crut qu'il étoit à propos de laisser passer les premiers jours de la couche, avant de rien prescrire à la mère et nourrice en même temps. Les évacuations puerpérales allèrent bien, les enflures se dissipèrent; et quoique la teinte jaunâtre de la peau parût s'être éclaircie, il en resta cependant assez pour constater la cachexie bilieuse. Au dixième jour de la couche, M. M..... mit en usage, pour la mère, des apozèmes apéritifs, espérant que ces moyens suffiroient également pour le nourrisson. La mère seule s'en trouva bien. L'enfant avoit évacué un peu tard son méconium; et suivant toute apparence, ce retard lui fut préjudiciable, parce qu'à cette époque la couleur de la peau devint verdâtre. Il tétoit peu de temps chaque fois, et vomissoit par intervalles, et évacuoit par les déjections des matières blanchâtres plus ou moins liquides. Les urines teignoient assez bien les langes en jaune. Le petit malade dépérissoit chaque jour; et ce ne fut qu'à la fin de la quatrième semaine, qu'on se détermina à me consulter. Mais l'enfant mourut trois jours après ma visite, et avant d'avoir fait usage des moyens que j'avois indiqués.

Le cadavre fut ouvert en ma présence par M. M....., et nous remarquâmes, en incisant les tégumens du bas-ventre, que le tissu cellulaire étoit teint en jaune. Le sac du péritoine étant ouvert, nous vîmes la même couleur sur tous les viscères de la cavité abdominale, et l'état du foie mérita d'abord notre attention. Ce viscère dépassoit la ligne blanche, et s'étendoit dans l'hypocondre gauche; le lobe gauche étoit très-gros, son parenchyme étoit mollasse, la membrane qui le recouvroit étoit jaunâtre et parsemée de taches livides, et le lobe droit étoit presque tout obstrué, dur: sa face interne et concave contenoit un petit abcès, et sa face extérieure et convexe étoit beaucoup plus dans l'état naturel. La vésicule du fiel se trouvoit à demi remplie d'une liqueur verdâtre, limpide, peu amère; le conduit cholédoque étoit obstrué par une matière visqueuse, jaunâtre, et le foie avoit contracté quelques adhérences par son lobe gauche. L'estomac situé en partie sous le rebord du lobe droit du foie dans une direction presque perpendiculaire, étoit rétréci, et son diamètre surpassoit à peine celui de l'intestin duodenum. Il y avoit dedans du lait mal digéré, ainsi que dans les intestins où se trouvoient

encore quelques excrémens de couleur grise.
La rate étoit au naturel. Le mésocolon étoit
obstrué en partie. Tout le reste étoit sain. La
poitrine étoit en bon état, de même que le
cerveau, où nous ne trouvâmes qu'une petite
quantité d'eau dans les ventricules.

III.

TELS sont les cas d'ictères que je me suis
permis de citer, pour servir de base au diagnostic et au traitement de cette maladie chez
les nouveaux-nés. Par tous les faits que j'ai pu
recueillir sur cette matière, et sur lesquels j'ai
médité, je crois pouvoir avancer que le méconium joue le plus grand rôle dans l'éthiologie de la jaunisse. L'engouement du duodenum par des saburres laiteuses, est encore une
cause commune de ce phénomène qui peut
dépendre aussi du spasme des canaux biliaires,
ou d'un vice dont le foie lui-même est le siége.
Cette dernière cause est la plus rare. A la vérité, lorsque la bile cesse de passer dans le duodenum, elle engorge le foie, et il peut en résulter une affection locale plus ou moins grave;
mais cet accident est un mal secondaire, un
effet très-fâcheux, et non la cause véritable
de la maladie.

Quelques

Quelque variées que soient les observations que j'ai produites relativement à l'éthiologie de cette maladie des nouveaux-nés, je n'ai pas pu faire mention de toutes les causes, parce que je me suis borné aux exemples qui se sont passés sous mes yeux. En compulsant les Auteurs, on trouve des cas où la jaunisse est procurée par des causes différentes.

Anhorn a vu l'ictère être produit dans les enfans de naissance, par l'immersion dans l'eau froide.

Levret avance que le sang qui se trouve dans la veine ombilicale depuis le ventre de l'enfant jusqu'au lieu de la ligature, venant à séjourner et à se corrompre, produit l'engorgement du foie et secondairement la jaunisse.

M. *Andrieu* a publié quelques faits qui prouvent que la jaunisse des nouveaux-nés est produite dans quelques cas par la forte pression des mains de la sage-femme ou de l'accoucheur sur la tête de l'enfant : ce qui paroît rentrer dans la théorie des abscès au foie à la suite des coups à la tête.

Les accoucheurs ont observé que s'ils laissent quelque temps un enfant qui vient de naître sans lui couvrir la tête, il s'enrhume,

D.

les convulsions surviennent, et tout à coup la jaunisse arrive.

Quelques Auteurs mettent la bouillie, dont on ne craint pas de nourrir quelques nouveaux-nés, au rang des causes ictériques ; et tous ceux qui sont familiarisés avec les soins qu'exigent les enfans-trouvés, et les maux dont ils sont la proie, savent très-bien que l'inanition est chez eux la cause déterminante de la jaunisse dont ils sont souvent attaqués.

D'après la diversité des causes qui produisent la jaunisse des nouveaux-nés, on sent que la formation de cette maladie est différente dans les différens cas. Tantôt cette affection est produite par le refoulement de la bile qui ne peut passer du foie dans les intestins ; tantôt l'ictère est l'effet de l'absorption de la bile écoulée dans le duodenum, et séjournant dans le tube intestinal ; tantôt, enfin, la jaunisse est le résultat de l'engorgement ou de l'inflammation du foie. Dans le plus grand nombre d'ictères causés par le méconium, du moins chez les enfans-trouvés, il est probable que cet excrément repompé donne, à la peau, la teinte foncée qui distingue ces enfans, et que les issues naturelles de la bile ne sont pas fermées. Il est vrai cependant que la plénitude

du duodenum peut d'autant plus aisément
fermer le passage de la bile, que le canal cholédoque rampe entre les tuniques de cet intestin avant de s'y ouvrir ; ce qui annonce encore
que le spasme des tuniques duodénales suffit
pour arrêter le cours de la bile, l'obliger à refluer et procurer ainsi la jaunisse.

Pour ne pas se méprendre sur le genre de
cause qui a décidé la maladie, il est essentiel
de bien peser les circonstances antécédentes.
Par exemple, supposé qu'un enfant bien constitué vienne au monde avec la jaunisse, ou
soit affecté d'ictère quelques heures après sa
naissance : si les fonctions de cet individu se
font d'ailleurs avec une certaine régularité ;
si la matière des urines ou de la transpiration
est plus ou moins colorée en jaune, et si la
teinte de la peau disparoît en proportion de
l'intensité de la couleur des urines ou de la
transpiration, pour lors, à n'en pas douter,
cet ictère est critique ; il indique que la matière bilieuse surabonde dans le sang ; et que
la nature victorieuse l'expulse par les couloirs
les plus favorables à l'évacuation.

Chaque autre cause de maladie a de même
des indices qui lui sont propres. Les déjections
bilieuses prouvent que la jaunisse ne dépend

point de l'obstruction des conduits biliaires, mais d'un amas de bile dans les premières voies.

Pour constater que la saburre cause l'ictère, on n'a qu'à s'informer si l'enfant né sain a tété, sans préalable, le vieux lait d'une nourrice robuste.

On pressent que le spasme ferme les couloirs de la bile, lorsqu'un ictérique plus ou moins heureusement organisé a souffert cruellement de cardialgie, de colique ; ce qui est reconnoissable aux cris de l'enfant, à la tension du ventre, aux déjections claires et vertes, à la paucité des urines, etc.

Le vice du foie est rendu sensible par la couleur de la peau (1), autant que par l'empâtement ou la dureté du viscère dont on s'as-

_____

(1) Les jaunisses qui proviennent de l'engorgement du canal cholédoque par une bile épaisse, ou de l'embarras du duodenum par des humeurs également bilieuses, visqueuses, qui empêchent le dégorgement de la vésicule, sont de couleur foncée, intense ; celles de l'obstruction du corps, du foie, sont plus claires, plus pâles. Cette observation, faite par M. Raymond, se trouve dans le quatrième volume des *Mémoires de la Société royale de Médecine de Paris*, page 81.

sure par le tact, et qu'on peut soupçonner par
la prominence de l'hypocondre droit, la mai-
greur des extrémités, une certaine lividité du
visage, et par les notions qu'on a sur l'état
des viscères du père ou de la mère.

Enfin, on ne sauroit douter que le méconium retenu et absorbé soit la véritable cause
de la jaunisse, lorsque, n'ayant aucune raison
de suspecter les circonstances antérieures, on
sait que l'enfant a beaucoup souffert; soit
avant la naissance, comme il arrive à ceux
dont les mères ont essuyé des pertes de sang
considérables étant grosses; soit après, ainsi
que l'éprouvent la plupart des enfans-trouvés.
Dans ce cas, l'enfant est foible, émacié, la
couleur de sa peau, qui est jaune dans les
autres espèces d'ictères, tire sur le vert, sur
le noir : ces malades n'évacuent qu'une petite
quantité de méconium noir, et d'une épaisse
consistance.

IV.

MAIS quelle que soit la cause de la jaunisse,
les symptômes qui la caractérisent ne varient
jamais au point de répandre de l'obscurité sur
le diagnostic. La couleur jaune, de feuille-
morte ou verdâtre de la peau et de la con-

jonctive, forme le signe pathognomonique
de la maladie. Les urines et la matière de la
transpiration ont la même couleur ; ce qu'on
reconnoît par la teinte qu'elles donnent aux
langes. Les enfans affectés de jaunisse tètent
avec peu d'avidité, et ne tirent à la fois qu'une
petite quantité de lait ; ce qui suppose peu
d'appétit et une langueur dans l'action diges-
tive. Les déjections sont noirâtres, lorsque
l'enfant n'a pas rendu son méconium ; autre-
ment elles sont blanchâtres ou grisâtres : mais,
dans quelques cas, elles sont bilieuses et jaunes.
Au commencement de la maladie, il y a ordinairement constipation, et lorsque l'ictère a
duré quelques jours, le dévoiement a lieu. La
langue, sur-tout à sa base, est couverte d'une
crasse d'un blanc jaunâtre, et l'intérieur de la
bouche, le voile du palais sont encore garnis
de petites plaques de même couleur, qui ne
sont ni les bases des aphtes, ni celles du mil-
let. La région hépatique est pour l'ordinaire
gonflée, et souvent rénitente. Le vomissement
est un symptôme assez commun ; et ce qu'il
faut bien remarquer, les petits malades vo-
missent même après avoir tété très-sobrement.
Dans ces circonstances, ou le méconium n'a
pas été complètement évacué, ou il y a engor-

gement dans la partie supérieure du lobe droit
du foie. Les coliques tourmentent encore les
enfans attaqués d'ictère ; ce qu'on reconnoît
par les cris que le petit malade jette en trépi-
gnant ou en s'efforçant de plier le corps en
deux. Ces cris ont communément cela de particulier, que l'enfant est aussi prompt à les
pousser, qu'il l'est de même à se taire, et de
suite à sommeiller. En général, la peau des
ictériques est rude, quelquefois chagrinée,
sur-tout dans les enfans-trouvés ; et il est rare
qu'elle soit sujette à s'excorier dans les plis
qu'elle fait, du moins dans les principes du
mal.

Tels sont les phénomènes propres à toutes
les espèces d'ictères symptomatiques ; celles
qui sont critiques ne retiennent de tous ces
signes, que ceux qui sont essentiellement
attachés à la jaunisse.

Il faut bien se garder de confondre, avec
l'ictère dont il est ici question, une couleur
de rouge obscur avec laquelle naissent certains enfans bien constitués d'ailleurs. Cet état
de la peau est une espèce d'érysipèle très-
benin ; ce dont on s'assure en comprimant
légèrement la peau qui blanchit dans le lieu
de la pression. Cette maladie, quoique de peu

de conséquence, se termine par une desquammation farineuse ou furfuracée. Ici les urines et la conjonctive n'ont pas cette couleur dépravée qui est inséparable de la vraie jaunisse. On prétend que, dans certains Hôpitaux des femmes en couche, on rencontre une espèce très - dangereuse d'inflammation érysipélateuse qui donne à la peau une teinte pourprée et une dureté excessive. Ces symptômes ne peuvent point être confondus avec ceux de l'ictère.

On a remarqué quelquefois que la peau des enfans prenoit, immédiatement après la naissance, une couleur brune ou livide; et dans d'autres circonstances, on a vu des enfans venir au monde avec le corps recouvert d'une espèce d'enduit jaunâtre : ces deux cas n'ont rien de commun avec la jaunisse. Le premier est une ecchymose plus ou moins universelle qui vient du poids de l'air sur la surface du corps des nouveaux - nés ; le second dépend d'une crasse jaunâtre dont le tissu cellulaire cutané s'est imbibé pendant le séjour de l'enfant dans la matrice. Dans l'ictère, le blanc de l'œil jaunit; mais cette partie ne change pas dans les circonstances plus ou moins analogues.

Raulin (1) dit que si on fait prendre du safran à une femme en travail, elle accouche d'un enfant dont la peau est jaune.

V.

Le pronostic de la jaunisse est relatif aux causes qui l'ont produite, et à l'état dans lequel le nouveau-né se trouve à la naissance. En général, cette maladie est aisée à guérir, lorsqu'elle n'a pas fait des progrès trop considérables, lorsque la dégénération de la bile n'est pas portée trop loin, que l'enfant n'a pas atteint un degré de foiblesse dangereuse, et que les impressions de la maladie sur le foie n'ont été ni trop fortes, ni anciennes.

Dans les cas contraires, l'ictère est une maladie redoutable, et le plus souvent mortelle; si la bile ayant reflué dans le sang, y fait un trop long séjour, elle en désunit les molécules constitutives, et opère une dangereuse dissolution. Mais avant de produire un aussi funeste effet, la bile, comme matière âcre et stimulante, porte un principe d'irritation dans toutes les parties. Parvenue à la peau, elle y cause un prurit incommode, et les enfans en

---

(1) *Traité des Fleurs blanches*, tom. 1, pag. 47.

perdent le sommeil, qui, à cet âge, leur est si nécessaire. D'une autre part, le défaut de cette humeur dans les intestins rend les digestions languissantes, et favorise l'amas des crudités dans les entrailles. Il n'est pas de maladie qu'on ne puisse faire dériver de cette double source; celles qui proviennent le plus ordinairement de l'ictère des nouveaux-nés, sont les tranchées, le dépôt au foie, et, suivant *Bianchi*, l'hydrocéphale interne.

Dès que la jaunisse se déclare sur un enfant de naissance, et que l'intensité de la couleur de la peau diminue en raison de l'intensité de la couleur des urines, ou de la matière de la transpiration, cette maladie est dès-lors sans le moindre danger, et en quelque sorte salutaire. Dans les autres espèces, celles qui sont occasionnées par un amas de bile, par le séjour du méconium, sont moins à craindre que les ictères produits par l'engouement du foie, par l'obstruction de ce viscère. On a observé que, dans toute espèce de jaunisse essentielle ou symptomatique, le foie reçoit une atteinte plus ou moins fâcheuse, principalement lorsque la maladie est longue ou grave. Ce qui le prouve, c'est qu'on a vu des enfans, échappés aux accidens du méconium, conser-

ver, pendant plusieurs mois, une cachexie
bilieuse, et mourir à la fin, ayant le foie très-
volumineux, et la vésicule du fiel gorgée de
bile.

V I.

IL me reste actuellement à exposer le traitement qui convient à l'ictère. Mais, avant
de remplir cette tâche, je dois essayer de dé-
terminer, d'après le plan que je me suis tracé,
quelles sont les circonstances où l'ictère des
nouveaux-nés exige les secours de l'art, et
celles où, dans cette maladie, il faut tout
attendre de la nature.

V I I.

ON a vu que la jaunisse est quelquefois,
chez les nouveaux-nés, une crise avantageuse,
parce qu'elle dépouille la masse des humeurs
de la matière bilieuse qui s'y étoit accumulée.
Dans cette espèce, la nature est modérément
active, et l'on courroit le plus grand risque
de faire servir l'art pour la troubler dans son
opération. Aussi voit-on, dans tous ces cas,
quelle que soit la couleur jaune de la peau et
des yeux, que les urines et l'humeur perspi-

rable sont d'un jaune très-foncé, tandis que
le ventre est libre, que le méconium ne sé-
journe point, et que la matière des selles qui
viennent ensuite, est réellement bilieuse.

Il en est à-peu-près de même de la plupart
des jaunisses occasionnées par le méconium,
lorsque l'enfant naît en bon état, et qu'il doit
être allaité par sa mère. L'art n'ayant rien de
préférable au collostre ou lait nouvellement
monté au sein de l'accouchée, pourquoi vou-
droit-on y avoir recours, lorsque les moyens
qu'il offre ne sont pas comparables à ceux que
donne la nature ? Mais ses droits deviennent
et sont incontestables pour l'enfant, quelle
que soit sa complexion, qui ne doit pas sucer
les mamelles maternelles, ou tirer le lait séreux et laxatif d'une nourrice très-récemment
délivrée. Les enfans-trouvés sont presque tous
dans le malheureux besoin d'être traités avec
beaucoup d'attention ; et la guérison des enfans dont l'ictère est l'effet d'un lait trop épais,
de la bouillie, des huileux, d'une obstruction
au foie, etc., ne doit jamais être confiée à la
nature, qui pourroit l'opérer sans doute dans
quelques cas, mais avec une lenteur, et peut-
être avec des efforts qui rendroient l'évènement
douteux et l'expectation très-blâmable.

Il est rare que les enfans viennent au monde
attaqués d'un véritable ictère, et pour l'ordinaire ce phénomène ne se déclare que le troisième ou le quatrième jour de la naissance.
Que peut-on conclure de cela ? sinon que les
soins mal-entendus qu'on donne aux nouveaux-nés ; que les préjugés d'après lesquels
on les gouverne, sont les causes communes de
la jaunisse, et que la meilleure méthode de
la prévenir consiste à se laisser guider par la
simple nature. Un enfant qui naît pour être
réchauffé par le souffle de sa mère et pour être
nourri de son lait, n'éprouve jamais un ictère,
à moins que celui-ci ne soit critique, ou que
le lait ne soit de très-mauvaise qualité. L'enfant qui, après sa naissance, tire le lait d'une
femme étrangère, est mal-adroitement soigné,
et pour qui on adopte des moyens qui contra-
rient plus ou moins les procédés de la nature,
un tel enfant n'est pas seulement exposé à
l'ictère, mais à tous les maux qui en sont une
suite, et à toutes les maladies qui sont le fléau
du premier âge.

S'il est un moyen sûr de remplacer jusqu'à
un certain point le lait séreux et laxatif de
la mère, et de prévenir la jaunisse, c'est de
préférer, pour un enfant qui naît, le petit-

lait grossièrement clarifié, et dans lequel on
a fait infuser des fleurs de pêcher, de celles de
roses pâles, ou dans lequel on a délayé du
miel, ou fondu une très-petite quantité de
manne. Une pareille composition imite beaucoup le collostre fait pour agacer doucement
les tuniques intestinales, solliciter l'expulsion
du méconium, et débarrasser tous les sécré-
toires. Lorsque le méconium est évacué, ce
qu'annoncent des selles faciles de couleur d'or,
et d'une consistance presque liquide, il s'agit
de confier cet enfant à sa nourrice. On sait les
qualités qu'elle doit avoir ; mais fussent-elles
encore plus favorables, il convient de la pré-
parer à prendre un nourrisson. Je voudrois
qu'elle se purgeât avec un minoratif, et que,
pendant les premiers jours de son mercenaire
allaitement, elle s'humectât avec une décoction de chiendent, dans laquelle on infuseroit
une petite dose de fleurs de roses pâles, et des
sommités fleuries de caille-lait à fleurs jaunes.

On a déjà vu, en suivant l'opinion de
M. *Levret*, que la putréfaction des fluides
qui séjournent dans le cordon ombilical, est
une des causes de la jaunisse. A la vérité,
les accoucheurs n'ont pas acquis des con-
noissances précises sur ce point, et cette pro-

position est encore presque toute hypothétique.
Cependant, comme des personnes éclairées
ont accusé cette stagnation du sang ombilical
d'être la cause de plusieurs maladies des nouveaux-nés, il convient qu'on s'attache à constater les effets du dégorgement du cordon.
Voici la manière de s'en acquitter : après la
naissance de l'enfant, et avant de lier le
cordon ombilical, on prendra légèrement ce
cordon entre les doigts ; on le fera descendre
depuis le nombril jusqu'au dessus de l'endroit
qu'on voudra lier ; on fera, en descendant,
une pression légère et soutenue sur tout ce
trajet du cordon ; on repoussera ainsi ce fluide
qu'il contiendra ; on répétera cette opération
jusqu'à ce qu'il n'y reste plus de sang, et
que le cordon ait pris une couleur blanche.
On mettra alors la ligature sur la portion du
cordon qui sera blanche ; on le coupera ; on
couvrira tout de suite la partie coupée avec
un linge ou de la charpie.

VIII.

Lorsque l'ictère est déclaré, et qu'il est
du nombre de ceux qui demandent les secours de l'art, il faut diriger son traitement,

d'après les causes ou les circonstances qui compliquent la maladie. L'évacuation fait en général la base de la cure; il s'agit seulement de la procurer par les moyens les plus propres à cet effet, pour remplir ensuite une indication importante, quoique secondaire, celle de délivrer le foie de la bile qui a quelque temps engoué ce viscère.

Les évacuans qui conviennent le plus aux nouveaux-nés attaqués de jaunisse, sont le sirop de chicorée à la rhubarbe, le sirop de rhubarbe de Déodat (1), celui de fleurs de pêcher, celui de roses pâles, celui de pommes composé, ou le sirop de Calabre avec le séné. L'état d'empâtement des premières voies, décide de la préférence qu'on doit donner à ces différens sirops purgatifs. On les délaye, à la dose de deux ou trois onces, avec quatre ou cinq onces d'eau distillée de quelque plante émolliente, ou mieux encore avec la même quantité d'eau commune, dans laquelle on dissout un scrupule de gomme

---

(1) Voyez le *Cours élémentaire de Pharmacie chimique, etc.* par M. Morelot, tome 1, page 461. Ce sirop purge doucement, évacue la bile, et convient singulièrement aux enfans nouveaux-nés pour chasser le méconium.

arabique

arabique, et on les administre par cuillerées, rapprochées en raison de l'effet qu'on veut produire, ou du danger dans lequel se trouve le nouveau-né.

L'huile de ricin est encore un minoratif très-utile ; on la donne seule, incorporée dans un looch, même dans un peu de bouillon de viande.

Si les symptômes sont de peu d'importance, le traitement préservatif que j'ai indiqué, peut remplir toutes les vues ; et lorsqu'on a besoin d'administrer un traitement plus actif, on ajoute la rhubarbe en poudre, l'ipécacuanha, même l'oxide d'antimoine hydrosulfuré rouge (kermès minéral), à la mixture prescrite, ou bien encore à la manne dissoute dans quelques onces d'eau. J'ai vu quelques chirurgiens adopter une dissolution de tartrite de potasse antimonié (tartre émétique ou tartre stibié) adoucie avec le miel; et ce remède, que l'on continuoit jour et nuit, réussissoit à merveille. Quelques accoucheurs proposent de fondre un scrupule de savon de Venise, ou de savon ordinaire, dans quelques onces d'eau, d'y ajouter une once de sirop de chicorée composé avec la rhubarbe, et de distribuer cette mixture par

E

cuillerées. Ce remède, en effet, dissout les concrétions, nettoie les intestins, et évacue les saburres par les selles.

Quand le cours des selles est complètement rétabli, on songe à nettoyer le foie, ce qui remplit la seconde indication. Les préparations de rhubarbe, les plus douces préparations de fer, notamment l'oxide de fer noir (l'éthiops martial), le tartrite de fer et de potasse en liqueur (la teinture de mars tartarisée), le savon, qui réussit assez bien dans les enfans de naissance, les jaunes d'œuf, même l'extrait de fiel de bœuf, et autres remèdes utiles, peuvent être également employés dans cette vue. Mais si l'on n'est pas déterminé, par les symptômes, à mettre en usage des secours aussi actifs, on se sert des décoctions de plantes classées par l'expérience et les auteurs de matière médicale, dans l'ordre des médicamens hépatiques. La décoction d'une once de racine de patience sauvage fraîche, est souvent ce qui réussit le mieux. Quelquefois on ne parvient à abréger la guérison qu'en administrant de temps en temps un vomitif, dont on soutient les effets par l'usage d'un stomachique continué dans les jours d'intervalle. Le quinquina en extrait, et le bouillon de viande donné quelquefois à la place du lait, sont d'excellens toniques.

Tant que l'ictère n'est produit que par le méconium ou une plénitude laiteuse du duodenum, les moyens curatifs ne doivent pas différer (1). Il est néanmoins à observer que lorsqu'on a des coagulations laiteuses à détruire, après avoir fait vomir le petit malade avec le sirop de Glauber, avec l'ipécacuanha trituré avec un peu de sucre, ou avec le tartrite de potasse antimonié, dissous dans l'eau de fleur d'orange, si le vomissement a été jugé nécessaire, il faut se servir d'une solution du carbonate de potasse (sel fixe de tartre) dans l'eau, et l'administrer à des doses beaucoup plus fortes qu'on n'a coutume d'employer cet alkali. La méthode que je crois la plus utile est celle de M. *Buchhave*. Ce praticien recommande de dissoudre demi-once de sel de tartre dans demi-livre

---

(1) On ne perdra pas de vue qu'on parle toujours d'un enfant bien conformé; car lorsque l'anus est imperforé ou resserré par le spasme, il faut, pour le premier cas supposé curable, recourir à l'opération chirurgicale; et dans le second, mettre en usage les moyens recommandés contre l'ictère spasmodique.

d'eau, et de donner deux, trois ou quatre fois par jour, vingt gouttes ou une cuillerée à café de cette teinture. La liqueur de terre foliée de Selle (1) est aussi un bon médicament.

L'ictère spasmodique ne peut admettre un pareil traitement, et l'on en sent trop bien la raison. Des couloirs contractés pourroient-ils se relâcher? des fibres resserrées pourroient-elles se détendre avec des purgatifs et des fondans? Dans ces espèces, les bains tièdes sont les moyens les plus efficaces; on les seconde par les topiques émolliens placés sur le ventre, et par les lavemens faits avec la décoction des plantes adoucissantes et mucilagineuses. Lorsque ces moyens opèrent trop lentement, on donne en lavement des antispasmodiques actifs, tels que l'huile de succin très rectifiée, le musc, le camphre, et l'assa fétida, lorsque les intestins sont farcis de matières visqueuses; et l'on profite du moment de détente pour administrer les laxatifs convenables, tels que l'eau de rhubarbe miellée.

---

(1) Cette liqueur de terre foliée se fait avec le carbonate de potasse, l'acide acéteux, l'eau de rhubarbe et le vin émétique ou vin d'antimoine.

Je ne m'explique pas sur la cure de l'ictère causé par un vice idiophatique du foie, parce que ce traitement, qui est fort long, et le succès incertain, est exposé dans tous les livres qui traitent de la médecine-pratique. Si je me permets d'ajouter ici une réflexion, c'est pour indiquer l'utilité d'un cataplasme fait avec la pulpe de bryone, qu'on applique sur l'hypocondre droit; et pour rappeler une vérité clinique, qui, est, que dans les jaunisses invétérées, et lorsque la bile est très-âcre, il faut se tenir en garde sur l'usage des fondans trop actifs, afin de ne pas hâter ou compléter la décomposition des fluides.

Quant à l'ictère produit par la compression faite sur le cerveau, par le mécanisme de l'accouchement, ou par les manœuvres de l'accoucheur, comme cet ictère provient d'un état paralytique du foie, lequel s'oppose à la sécrétion de la bile, qui s'accumule en grande quantité dans ce viscère, pendant les derniers temps du séjour du fœtus dans la matrice, il forme quasi toujours un phénomène très-redoutable, et qui se termine par un abcès au foie. On peut le prévenir par la saignée, qu'on pratique à l'aide d'une ou de deux sangsues, par les frictions, et sur-tout par les fomentations résolutives et vulnéraires faites sur le sommet de la tête.

Il ne faut pas croire que le traitement le plus approprié de l'ictère des nouveaux-nés puisse, dans tous les cas, être suivi avec confiance et sans danger. Les effets consécutifs de la maladie sont quelquefois si rapides ; et pour mieux dire, la cause qui produit la jaunisse excite, dans quelques sujets, plusieurs phénomènes à la fois si alarmans, qu'il est difficile de décider à quel remède particulier il faut donner la préférence. Tantôt c'est un assoupissement demi-apoplectique qu'il faut combattre, et dans ce cas des purgatifs actifs doivent être mis en usage ; tantôt c'est une foiblesse dangereuse à laquelle il faut remédier, et pour lors on aura recours au bouillon à la viande, au vin, à l'eau de cannelle orgée, au lilium de Paracelse, dont les enfans peuvent prendre une plus grande quantité qu'on ne le croit communément ; tantôt ce sont des coliques cruelles (dont on s'assure souvent en passant la main sur le ventre) qu'on calme avec le laudanum liquide, à la dose de deux ou trois gouttes dans l'eau d'anis, avec la poudre de corail anodine d'Helvétius, avec la poudre de guttète, la confection d'hya-

cinthe, suivant les circonstances ; tantôt ce
sont des convulsions effrayantes qu'il faut
arrêter , et l'on n'a pas encore trouvé des
moyens plus assurés que l'usage des bains tièdes et celui des lavemens camphrés (1); tantôt,
enfin , c'est une irritation si forte du foie
(laquelle doit avoir lieu primitivement, lorsque la jaunisse est l'effet de la putréfaction du
sang contenu dans la veine ombilicale), que
l'inflammation ne tarde pas à s'établir, et
pour lors il ne faut pas différer la saignée
proposée par Levret, ni négliger de donner
souvent le suc des plantes nitreuses , telles
que la bourrache, la buglosse , et principalement la pariétaire : les cataplasmes émolliens,
sur la région hépatique, ne sont pas encore à
mépriser, et l'on peut tirer quelques fruits
des linimens faits avec une partie d'esprit
volatil, et trois ou quatre parties d'huile
d'amandes douces.

IX.

POUR résumer les principales notions que
j'ai tâché d'établir sur l'ictère des nouveaux-

_____

(1) Voyez mon *Traité des Convulsions chez les
enfans*, 2ᵉ édition. Paris, an XIII—1805.

nés, il paroît que cette maladie peut être causée par le méconium , par les saburres accumulées dans le duodenum, par le spasme des conduits excréteurs de la bile , par la surabondance de la matière bilieuse, par l'irritation qui provient du sang putréfié et stagnant dans le cordon ombilical; enfin, par l'obstruction du corps du foie. Toutes ces causes ont une manière différente de produire le même effet, et cet effet exige d'être combattu par une méthode diversement modifiée. J'ai donné, dans les détails relatifs au sujet que j'ai entrepris d'éclaircir, une suite d'observations qui présentent le mal sous toutes sortes d'aspects, et le résultat des faits qui peuvent servir de guide dans les diverses circonstances.

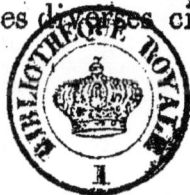

F I N.

DE L'IMPRIMERIE DE CRAPELET.